●はしがき

　健康社会学講義ノートは、2008年4月1日に初版を発行した。「健康社会学」は、1986年にデンマークのコペンハーゲン大学医学部社会医学研究所に留学中に、当時恩師が1965年（昭和34年）に命名した「保健社会学」の名称であったものを「健康社会学」に変更する必要性を感じて、命名したものである。しかしながら、日本で最初にこの「健康社会学」の講義が行われた大学は、順天堂大学ではなく、1988年（昭和63年）4月に東邦大学医療短期大学地域看護学専攻課程（担当：島内憲夫）であった。その後、1992年4月より順天堂大学体育学部健康学科でも「保健社会学」の名称を「健康社会学」と変更して、講義が行われた。2015年からは鈴木美奈子が「健康社会学」を担当し、現在に至っている。

　人間の健康を支え・支援しているのは、人間と人間との交流・関わり合いの中で湧き出てくるエネルギーである。人間は、関係的存在である。その関係の力・意味を明らかにし、人々の健康で幸せな生活・人生を創っていく「学」が「健康社会学」である。

　「健康社会学とは、人々の健康を支えている現実を人生、愛、夢そして生活の場である、街、地域社会、職場、学校、家族、保健医療施設等との関係において理解した上で、その健康を創造する知識と技術（ヘルスプロモーション）を社会学的視点から明らかにしていく科学である。」

　1986年は、世界の人々が歴史的な転換を迎えた記念すべき年である。WHOが21世紀の健康戦略として「ヘルスプロモーションに関するオタワ憲章」を提唱した年である。ヘルスプロモーションは、医学・自然科学的な視点から生まれたものではなく、社会学・政治学などの社会科学的な視点から生まれたものである。この「オタワ憲章」の提唱者・立役者はイローナ・キックブッシュ博士であるが、彼女の専門は政治学・社会学である。

　時代はヘルスプロモーション、「人々が自らの健康とその決定要因をコントロールし、改善することができるようにする」時代の到来を意味する。

　健康社会学は、ヘルスプロモーション時代に相応しい「学」であることを自覚すると共に、その力を「世界の人々の健康と幸せ」のために発揮し、「生きていてよかった！幸せだな！」と実感できる健康な社会を創造していかなければならない。

　これから、健康社会学講義ノートをお読み頂く訳であるが、是非とも、序章から順次お読みいただき15章まで読破して頂きたい。

　最後に、健康社会学講義ノートでの学習を通して、健康社会学的なものの見方・考え方を身に付けていただき、皆様の一人ひとりの生活状況の中で、「Think Globally, Act locally 地球サイズの愛をもって、今できることから始めて頂きたい！」と心より願っている。

平成30年4月2日
順天堂大学国際教養学部　名誉教授　島内憲夫
順天堂大学スポーツ健康科学部　助教　鈴木美奈子

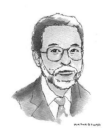
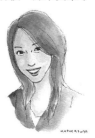

目次

序章 ● 出逢いの瞬間こそ愛のすべて
1. はじめに …………………………………………4
2. 主体性と関係性 …………………………………4

1章 ● 健康社会学の定義
1. 定義 ………………………………………………6
2. 鍵概念 ……………………………………………6

2章 ● 健康社会学的創造力
1. 創造力の基礎 ……………………………………8
2. 二つの方法 ………………………………………8

3章 ● 健康社会学の歴史と発達
1. 世界の歴史（アメリカ中心）…………………12
2. 日本の歴史 ……………………………………12
3. 健康社会学の理論的根拠 ……………………13

4章 ● 健康の概念
1. 健康のイメージ ………………………………17
2. 健康の概念 ……………………………………17

5章 ● 健康の社会化・健康的小集団
1. 健康の社会化 …………………………………22
2. 小集団力学のねらい …………………………23
3. 小集団 …………………………………………24
4. 健康的小集団 …………………………………25

6章 ● 健康行動
1. 行動科学と行動 ………………………………27
2. 行動の成立と変化のメカニズム ……………27
3. 行動の理解を助ける基本理論モデル ………28
4. 健康行動（保健行動）の理解を助ける理論とモデル …28
5. 健康行動（保健行動）………………………29

7章 ● WHOと日本の健康づくり活動
1. 健康憲章 ………………………………………32
2. Health for All ～38の到達目標～ ……………32
3. プライマリ・ヘルス・ケア（1978年）………32
4. ヘルスプロモーション（1986年）……………33
5. WHO事務局《本部：スイス・ジュネーブ》……33
6. グローバル化する世界 ………………………33
7. WHO Commission Social Determinants of Health (CSDH) …33
8. 持続可能な開発目標（SDGs）………………34
9. 日本における健康づくり ……………………35

8章 ● ヘルスプロモーション
1. ヘルスプロモーション ………………………38

9章●健康なまちづくり
1. ヘルスプロモーションの方法 ……………………………42
2. ヘルシー・シティーズ・プロジェクト（WHO）……………43
3. 健康なまちづくり ……………………………………………44
4. 健康なまちづくり施策の計画・実施・評価 ………………45
5. ダイヤモンド・コミュニティ …………………………………46

10章●健康な家族づくり
1. 家族とは ……………………………………………………48
2. 家族ストレス ………………………………………………49
3. ライフサイクル上の諸問題【家族周期の視点】……………49
4. 家族保健の方法 ……………………………………………50

11章●健康な学校づくり
1. はじめに ……………………………………………………52
2. 子供の健康 …………………………………………………52
3. 健康な学校づくり ～ヘルスプロモーションの視点から～ ……53
4. 健康な学校づくりを支える５つの活動 ……………………53
5. 21世紀の学校のあり方 ……………………………………55
6. おわりに ……………………………………………………55

12章●健康な職場づくり
1. はじめに（労働と健康）……………………………………57
2. 日本の産業保健の歴史 ……………………………………57
3. 職場のヘルスプロモーション活動の枠組み ………………57
4. 職場のメンタルヘルスのための戦略 ………………………58
5. 職場のヘルスプロモーションの展開と課題 ………………59
6. ハッピネスマネジメントの視点 ……………………………61

13章●健康な病院づくり
1. はじめに ……………………………………………………63
2. 病院のヘルスプロモーション ………………………………63

14章●死生観：生と死の教育
1. 死とは ………………………………………………………67
2. 死へのプロセス ……………………………………………67
3. 死の４つの側面 ……………………………………………67
4. 死ぬ場所 ……………………………………………………67
5. 死の宣告 ……………………………………………………68
6. 死の教育 Death Education ………………………………68
7. 愛と死 ………………………………………………………68

15章●人間と社会 ～生涯健康学習のすすめ～
1. 人間 …………………………………………………………70
2. 生涯健康学習とは何か ……………………………………72
3. 心のケア～カウンセリング・マインド～ ……………………72
4. 恋愛 …………………………………………………………74
5. 愛（LOVE）…………………………………………………75

序章●出逢いの瞬間こそ愛のすべて！

1．はじめに
　　☆出逢いの瞬間こそ愛のすべて！
　　　　「出逢い」（めぐりあい）・・・一生ものの人との出会い
　　　＊出会い〈Synchronicity〉
　　　　①であうこと・めぐりあうこと
　　　　②知り合い
　　　　③男女の交際　　　　など

＊出会いの意味づけ
＊出会いの価値・・・心を満たす
＊出会いの意義・・・私を生（活）かす

＊我々の思い、悩み、計画の多くは他者との関係で培われる。
　⇒出会いは奇跡を起こす、起こすと信じることが大切！
＊「人は人間関係に於いてのみ初めて人たりえる！」
　　（和辻哲郎：人間の学としての倫理学、P11、岩波書店、1966．）

2．主体性と関係性
（1）私は・・・である。（主体性：Identity）
　　①私は　　　　　　　　　　　　である。
　　②私は　　　　　　　　　　　　である。
　　③私は　　　　　　　　　　　　である。
　　④私は　　　　　　　　　　　　である。
　　⑤私は　　　　　　　　　　　　である。

（2）私の大切な人は・・・である。（関係性：Social Networks）

　　　　　　　参考図書：島内憲夫他編：保健社会学―理論と現実―、垣内出版、1983．

★今日の一言★
あなたに出逢わなければ、
本当の私に出逢えなかったかもしれない！

課題●

あなたの大切な人は、・・・であることが分かりました。

その方を大切な人と思うようになったきっかけと理由について、述べて下さい。

また、その大切な人とこれからの人生の中で、どのような関わりをしていきたいと思いますか？ 具体的に、お書きください。

回答

1章●健康社会学の定義

1．定義

　健康社会学とは、人々[1]の健康[2]を支えている現実を人生[3]、愛[4]、夢[5]そして生活の場[6]である、街、地域社会、職場、学校、家族、保健医療施設等との関係において理解した上で、その健康を創造する知識と技術（ヘルスプロモーション[7]）を社会学的視点[8]から明らかにしていく科学[9]である。

（島内憲夫・鈴木美奈子：2005）

2．鍵概念

（1）人間　Human

（2）健康　Health

（3）人生　Life

（4）愛　　Love

（5）夢　　Dream

（6）生活の場 Settings for long

（7）ヘルスプロモーション Health Promotion

（8）社会学　Sociology

（9）科学　　Science

課題

健康社会学の定義について、私見を述べてください。

回答

2章●健康社会学的創造力

1．創造力の基礎

すべての学問の始まりは"哲学"にある。ギリシャ時代から人々は物事に対する"なぜ？"という疑問や問いから現代につながるさまざまな学問を創造してきた。健康社会学を語る上でも哲学的視点は重要である。

＊健康社会学的創造力の出発点は、「自由」の自覚にある。

● あなたにとっての「自由」とは？
①行動的自由：バリアフリー
②社会的自由：人間関係の束縛・偏見
③倫理的自由：欲求に支配されない行動
④認知的自由：自己決定行動・主体性

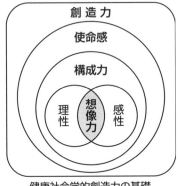

健康社会学的創造力の基礎

健康社会学的創造力（Health Sociological Creative）は、健康社会学の知見を活かして、現実の社会を幸せなものにしていくためのエネルギー、すなわち変化をもたらすためのパワー、行為のための潜在能力である。

このエネルギー（Energy）は、タイム（Time：時間）とスペース（Space：空間）とのクロス状況で生じる。また、このエネルギーは、まず直観としての「想像力」（Imagination）、次に直観を見えるものにする・形にする「構成力」（Construction）、そして見えるもの・形を人々に伝えていく「使命感」（Mission）の3つから成り立っている。

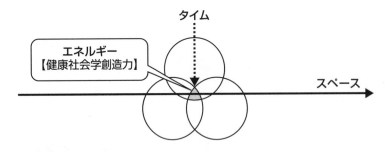

2．二つの方法

（1）私的な方法（自己発見に関わる問題）

1）素直な驚きを大切にすること

2）自らの「心の窓」を開くこと
＊他者は"自分の鏡"である ⇒ 二つの視点

3）人生を考察すること
　　＊最大の"自己発見"の機会である

4）愛の意義と可能性を学ぶこと
　　＊"愛"は普遍的な言葉である
　　⇒人間的な配慮・思いやりからの創造：慈愛

5）夢を持ち続けること

6）健康であることの意義（価値）を考察すること
　　＊健康であるための方法論を探す

> 愛するとは、愛する人と共に「今」を生きていることの喜びを共感し、未来を生きる力を生み出す主体的な行為である。
> 愛は共に「いる・ある」ことの価値とマナーを自覚させてくれる。島内(2000)

（2）公的な方法（社会発見に関わる問題）

1）特定の人々よりも一般的な人々に注意を払うこと
　　＊医療社会学 ⇒ 保健社会学 ⇒ <u>健康社会学</u>

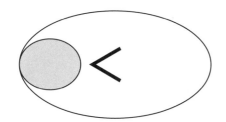　　　"生活者の論理"

2）「病的」側面よりも「健康的」側面を重視すること
　　＊リスク・ファクター（危険因子）探し ⇒ <u>ラベリング効果</u>

　　＊ハッピネス・ファクター（幸福因子）探し ⇒ <u>ピグマリオン効果</u>

3）社会構造を健康的な方向に変革する活動をすること
　　＊現状の把握と人々のニーズ（needs）

4）健康な社会を築く歴史・社会的な必然性に気づくこと
　　＊健康づくりの歴史
　　　医師のない時代 ⇒ 医師の誕生 ⇒ 現在　　　＊社会的必然性
　　　自助努力　　　【専門家　主導】　　　　　　⇒自覚的運動

5）コミュニティ・人々の承諾を得ること
 　＊コミュニティにおける政策づくり、サービスの展開においての注意点

6）健康は人権（Human rights）であることを銘記すること

★今日の一言★
我々が今なしている仕事や科学的知見は
「いつか時代遅れになる」という運命を背負っている。

◆**演習①　私の哲学ノート**・・・◆
"哲学"は全ての学問の根底にある。
　　自然の中で自分自身と向き合い、感性を高めることで、
　　　視野を広げ、新しい発見へつなげよう。

☆**スケッチ**☆
（例）
空、草花、動物……

─────────────

☆**コメント**☆
（例）
・心の窓から微笑を！
・この窓から外の景色を見て
　いると、まるでこの窓が自
　分の心を表しているかのよ
　うに……

●下線_何か_を感じたもの（風景）をスケッチ
●湧き出てきた感情や想いを、
　　文章や詩などで書きとめる
●感じた光景（もの）を自分自身と
　　照らし合わせ、自己発見へと導く

自然にふれ、そこから感じたものを言葉で表す"哲学者になってみよう"

課題●

健康社会学的創造力について学び、自分の経験や体験を通じて共通する部分や感想、新たに思いついた自らの発想、意見などがあれば、自由に述べて下さい。

回答

3章 ● 健康社会学の歴史と発達

1. 世界の歴史（アメリカ中心）
（1）医療社会学 Medical Sociology
　医療社会学は、1955年（昭和30年）9月、ワシントンにおいて開催されたアメリカ社会学会において医療社会学者と医学者が非公式な会合を開いたことに始まる。

＊成果＊
"Handbook of Medical Sociology"
(Howard E.Freeman, Sol Levin, Leo G.Reeder edited) Prentice-Hall, INC, 1972.

＊医療社会学関係の専門誌＊
①Journal of Health and Social Behavior（1965-）
②Social Science and Medicine（1965-）

（2）医療社会学から健康社会学への転換
　1986年に開催された国際社会学者会議によって名称変更が決定された。
　＊健康社会学に役立つ書物
　　"A Sociology of Health"（Andrew c.Twaddle, Richard M.Hessler）
　　Macmillan Publishing Campany, 1987.

2. 日本の歴史
（1）日本で最初の「保健社会学」の講義
　1）1959年（昭和34年）
　　順天堂大学体育学部健康教育学専攻で「保健社会学」が初めて登場する。
　　担当者：澤口進 助教授（故人）
　2）1965年（昭和40年）
　　東京大学医学部保健学科に「保健社会学講座」が開講される。
　　担当者：宮坂忠夫 教授
　　　　　　（元女子栄養大学副学長・元日本健康教育学会理事長〈故人〉）
　　　　　園田恭一 助教授（元新潟医療福祉大学教授〈故人〉）

（2）日本で最初の健康社会学の講義
　1）1988年（昭和63年）
　　東邦大学医療短期大学地域看護学専攻課程に講義科目「健康社会学」として
　　担当者：島内憲夫 非常勤講師
　2）1992年（平成4年）
　　順天堂大学体育学部健康学科に講義科目「健康社会学」として
　　（保健社会学から健康社会学に名称変更）
　　担当者：島内憲夫 助教授

3）1997年（平成9年）
　　東京大学医学部保健学科健康社会学講座
　　（保健社会学講座から健康社会学講座に名称変更）
　　担当者：山崎喜比古 助教授（現日本福祉大学　教授）

（3）研究会の動向

1）1963年
　医療社会学研究会設立
　　（代表：中川米造〈故人〉、元日本保健医療行動科学会会長）
2）1974年
　保健・医療社会学研究会設立（代表：那須宗一〈故人〉、元中央大学教授）
3）1979年
　保健社会学研究会設立
　　（代表：島内憲夫、現順天堂大学国際教養学部特任教授）
4）1987年
　健康社会学研究会設立
　　（代表：島内憲夫、現順天堂大学国際教養学部特任教授）
　＊「健康社会学研究」創刊号、2000．

（4）学会の動向

　＊1973年　日本社会学会に「保健医療部会」として認められる。
　＊1990年　**日本保健医療社会学会設立**
　＊2002年　日本ヘルスプロモーション学会設立（健康社会学研究部会設置）

（5）既刊・近刊書物

1）1970年　安食正夫：医療社会学、医学書院
2）1971年　田中恒夫：医療社会学、学文社
3）1983年　**若狭　衛・小山修・島内憲夫編：保健社会学、垣内出版**
4）1983年　園田恭一・米林喜男編：保健医療の社会学、有斐閣
5）1990年　進藤雄三：医療の社会学、世界思想社
6）1995年　園田恭一：健康の理論と保健社会学、東京大学出版会
7）1995年　園田恭一・川田智恵子編：健康観の転換、東京大学出版会
8）2000年　**島内憲夫：健康社会学研究Vo.1、**
　　　　　　「健康社会学的創造力」、垣内出版
＊9）2018年　島内憲夫・鈴木美奈子著：健康社会学講義ノート、垣内出版

★今日の一言★

未来は自分の手中にあり！
先を見据えることは大切　"動く時"を見極めることも大切！

3．健康社会学の理論的根拠
（1）健康社会学に影響を与えた世界の社会学理論
　1）機能主義
　①オーギュスト・コント Auguste Comte（1989年～1857年）
　　　★社会学の祖
　②エミール・デュルケーム Émile Durkheim（1858年～1917年）
　　　★最初の健康社会学者
　③タルコット・パーソンズ Talcott Parsons（1902年～1979年）
　　　★健康・病気の社会学的定義　役割理論　安定・合意モデル
　④ロバート・キング・マートン Robert King Merton（1910年～2013年）
　　　★顕在的機能と潜在的機能
　⑤ウイリアム・G・サムナー　William Graham Sumner（1840年～1910年）
　　　★フォークエイズ　モーレス

　2）象徴的相互作用論
　①マックス・ウエーバー　Karl Emil Maximilian Weber（1864年～1920年）
　　　★行為の総合理論
　②ジョージ・ハーバード・ミード George Herbert Mead（1963年～1931年）
　　　★主観的解釈・意味

　3）マルクス主義
　①カール・マルクス Karl Heinrich Marx（1818年～1883年）
　　　★闘争理論　葛藤モデル

　4）人間の行為の再解釈学
　①アンソニー・ギデンズ Anthony Giddens（1938年生まれ）
　　　パーソンズ等の機能主義社会学を批判し、マルクスやデュルケームやウエーバーに立ち返り、「二重の解釈学」に基づく、新たな社会学的な方法論を提案する。すなわち、社会学者の対象は、既存の社会に存在する行為者によって、解釈された社会的世界の再解釈である。

（2）健康社会学に影響を与えた日本の社会学理論
　　★島内憲夫・鈴木美奈子：保健医療社会学者の学説史に見られる健康社会学の萌芽―保健医療社会学者の方法論的諸論点―、ヘルスプロモーション・リサーチVol. 3. No.1、5－12、2010.
　　　　　　　　　　　　〈1）北原龍二～10）山手茂　所収〉

　1）北原龍二
　　★北原龍二：健康と病気の社会学説、信州大学教育学紀要、

　　　　第30号：56－65、1973.
2）沢口　進
　　★沢口　進：健康管理と社会科学、第9回医学会総会会誌、1348、1975.
3）野原忠博
　　★野原忠博：保健社会学の成果、保健医療社会学研究会編：保健・医療の
　　社会学の成果と課題、垣内出版、1977.
4）田中恒男
　　★田中恒男：医療社会学、学文社、1971.
5）安食正夫
　　★安食正夫：医療社会学、医学書院、1970.
6）篠原武夫
　　★篠原武夫:医療社会学序説、東京医科歯科大学教養学部研究紀要、
　　第4号、1－18、1974.
7）杉　正孝
　　★杉　正孝：病院組織と人間関係、医学書院、1973.
8）姉崎正平
　　★姉崎正平：医療問題研究の社会科学的基盤、社会学評論、
　　36－37、1976.
9）園田恭一
　　★園田恭一：保健社会学の構想、三浦文編：社会福祉論、東大出版会、
　　150－154、1974.
10）山手　茂
　　★山手　茂：保健医療社会学方法論の再検討、社会学評論、103、第26巻
　　3号、66－69、1976.
11）山崎喜比古
　　★山崎喜比古編：健康と医療の社会学、2001年
12）進藤雄三
　　★進藤雄三：医療の社会学、世界思想社、1990年
13）黒田浩一郎
　　★進藤雄三・黒田浩一郎編：医療社会学を学ぶ人のために、世界思想社、
　　1999年
14）桝本妙子
　　★桝本妙子：健康社会学への誘い、世界思想社、2006年
15）上杉正行
　　★上杉正行：健康不安の社会学、世界思想社、2008年

課題●

健康社会学に影響を与えた世界の社会学理論の中で、お気に入りの社会学理論を1つ選び、その理論について述べてください。

回答

4章●健康の概念

1．健康のイメージ
（1）健康のイメージ（図）

（2）自分の健康の定義

2．健康の概念
（1）素人の健康観（定義）
　質問1：あなたは「健康とは何か」と聞かれたら、どのように答えますか？

①幸福なこと　　　　②心身ともに健やかなこと　　　③仕事ができること
④生きがいの条件　　⑤健康を意識しないこと　　　　⑥病気でないこと
⑦快食・快眠・快便　⑧身体が丈夫で元気がよく調子がよいこと
⑨心も体も人間関係もうまくいっていること　　　　　⑩家庭円満であること
⑪規則正しい生活ができること　　⑫長生きできること
⑬人を愛することができること　　⑭前向きに生きられること

【分類：島内憲夫】

　質問2：あなたの考えにあう番号すべてに○を付けてください

　質問3：その中でもっとも自分の考えに近い番号はどれですか？
【　　　　　】

（2）専門家のモデル・健康観（定義）
　1）健康に関するモデル
　　「健康－病気」の連続体を意識した説明によって健康の定義を行っている。
　　①臨床モデル（Clinical Model）
　　②役割－遂行モデル
　　　（Role-performance Model）
　　③適応モデル（Adaptive Model）
　　④幸福モデル（Happy Model）

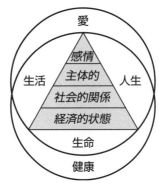

ハッピネス・ライフ・ファクター（因子）の構造図

　2）代表的な健康の定義
①WHOの定義
　健康とは、身体的、精神的、および社会的に完全に良好な状態であって、単に病気がないとか虚弱でないだけではない。**プラス：霊的・魂的＝Spiritual**

②パーソンズ、P（Parsons, T）：アメリカの社会学者
　健康とは、個人が社会化されるにつれて担う**役割と課題を効果的に遂行**することである。

③デュボス、R（Dubos, R）：フランスの医師
　健康とは、**個人の環境への適応**を可能とする状態あるいは状況である。

④ウー（Wu, R）：アメリカの看護学者
　健康とは良好な状態を感じること、**自分の能力を最大限に発揮できる力量**。

⑤トラビス、J.W（Trabis J.W）：アメリカのウエルネス論者
　ウエルネスとは、自分をかけがえのない価値あるものとして自覚して、受け入れ、環境とのバランスを保ちつつ目的をもって自分の可能性を最大限に発揮し生きている最適の状態である。

⑥ヒューマンルネッサンス研究所
　健康とは、人間をそして人間を取り囲む環境を丸ごと問いかける「人間存在」を問う深遠なテーマである。「**科学として健康**」が応えきれていないところを包み込む、豊かで温もりのある「**文化としての健康**」が切望されている。
　　☆**健康のマンダラ** ⇒ マンダラ（曼荼羅）は、サンスクリット語で「本質
　　　（真髄）を会得する」ことを意味である。

老いを否定し、病を否定し、死を否定する世界で生命が行きつくところは、ロボット的強靭さ、異様な健康の果ての孤独、そして無味乾燥な敗北という名の死だけが存在する。老いも死も病も成長の一つの形態であり変化である。死がなければ生もない。

```
＊ NBM                          ＊ EBM
=Narrative Based Medicine        =Evidence Based Medicine
```

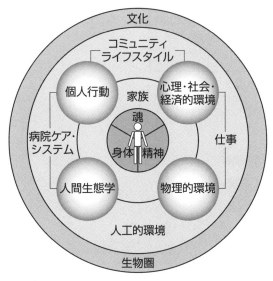

健康のマンダラ
(ハンコック、T&パーキンス、F：島内憲夫訳)

⑦近藤　裕：教育学者

　健康とは、体の健康だけでもなく、また一般によく言われる体と心の健康だけでもなく、知・情・意を含めた健康、さらに人的環境への適応と調和ということを含むものです。健やかな体と心、健やかな知・情・意、健やかな家族、健やかな人間関係、そして、健やかな経済生活、といった各領域において健康であること、つまり、全人的健康を得ることが理想です。

⑧島内憲夫：健康社会学者

　健康とは、生命を維持し存続させる共に、幸福な生活や豊かな人生の質(QOL)を創っていくという自己実現のための主体的な能力・状態である。

　　　　　　〈＊QOL＝ Quality of Life：生活や人生の質〉

　健康な人は「生きている！ 幸せだな！」と感じる心、『心の実感力』をもっている。

　健康な人は「愛と夢を育てる能力（自己実現の能力）」を備えている。

　さらに言えば、「たとえ病気や障害があったとしても生き生きと生きる、生きようとしている姿の中に健康はある」と捉えることが大切である。

⇒健康概念の拡大

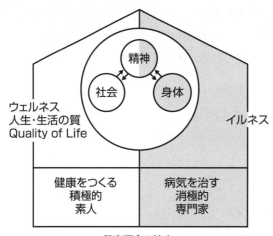

健康概念の拡大
（島内憲夫：1995）

★今日の一言★
健康は人間が自分に与える最高のプレゼント！
健康はなかなか「いいやつ」だ！
⇒病気はなかなか「いいやつ」だ！

課題

①「健康とは何か？」私見を踏まえて論じてください。

②Spiritual（霊的・魂的）な健康について、あなたの思いや意見を自由に述べてください。

回答

5章 健康の社会化・健康的小集団

1. 健康の社会化

(1) 健康の社会化の概念

　　　　○社会化とは……

…より健康的な心身を保持するために必要な健康知識・健康態度・健康行動の様式は、社会の構成員にとって不可欠な条件

　　　　　　　　　　人間が健康的に社会化される過程
　　　　　　　　　　＊「健康の社会化」（Socialization of health）

○健康の社会化とは……
　人間が、当該社会における、健康知識、健康態度、健康行動の様式を内面化し、人生や生活の質（QOL）を高め、真の自由と幸せを獲得していく過程である。

意図的に組織的な形として制度化されると……

健康教育になる

(2) 健康の社会化の内容

　＊健康の社会化の内容は健康すべての局面に関わるものである。
　＊包括した意味での健康に関する知識・態度・行動の様式などである。

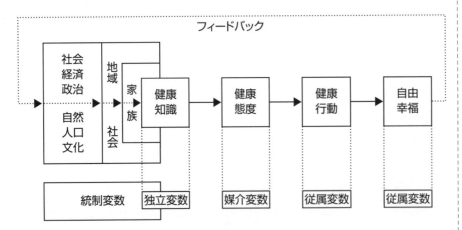

健康行動成立過程の循環図式

1）健康知識（健康識字）
　＊健康的な行動をとろうとした時、現実の健康問題を認識し使用とする際の道しるべの役割

2）健康態度
＊関心・願望・認識・価値観・信念・イデオロギーなどの総称

＊特殊的な態度から普遍的な態度への変容

＊健康知識レベルと健康行動レベルを結びつける重要な働き

3）健康行動
＊健康のすべての局面に関わる行動の諸相（日常的なものから制度的なもの）

4）真の自由と幸福
＊自由：行動的・社会的・倫理的・認知的

＊幸福：自分自身の存在や"生きている"実感力をもたらしてくれる感情
＜心の居場所・心の豊かさ・心の行き場所＞がある状態から生まれてくる

(3) 健康の社会化の過程とその担い手
＊健康の社会化は「一生涯続く過程」である

＊家族・仲間集団・学校などの通過集団のみならず、各種の保健・医療機関とその従事者は健康の社会化の担い手として大きな比重を持つものと考えられる

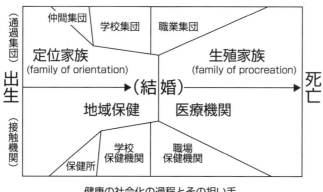

健康の社会化の過程とその担い手
（1981：島内憲夫 作成）

2．小集団力学のねらい
☆レビン（Lewin, k）：グループダイナミックス
＊集団現象の法則 ⇒ 理論的な側面

＊現実場面での集団運営 ⇒ 応用的・実践的な側面

●"組織づくり"の概念●
理論的に解明された小集団の重要性を積極的に認め、そのダイナミックな力を現実の生活場面に役立てることをねらいとする

●"組織づくり"の範囲●
①教育関係
②社会福祉関係
③保健医療関係
④産業関係
⑤市民関係　　など

3．小集団
（1）定義
　小集団とは、「一定の期間にわたって対面的（face to face）な相互作用をつづけ、全員が認知・応答しうる程度の集団」である。

（2）特性と活用
　4つの特性
　①対面的（face to face）で密接的な交流のある集団

　②共通の目標をもつ相互関連的な集団

　③ある一定の期間継続可能な集団

　④相互に受容的関係が成り立っている集団

（3）小集団の危機
　●小集団の必要性●

> 　人間生活は、すべて集団生活（家族・職場集団・仲間集団など）である。あらゆる個人は集団が備えている保護や支援なくして生活することは不可能である。　　　　　　　　⇒ *自己は小集団によって啓発される*

＊不均衡な安定社会（相互不信の均衡）
　現代社会は、小集団の本来の機能である「相互信頼の力」から「相互不信の力」が動き始めている。その理由は、多くの人々が対面的な関係の煩わしさから逃れたい、否逃れようとしているからである。この相互不信が「不均衡な安定社会」を形成している。

＊均衡な安定社会（相互信頼の均衡）
　人々は究極的に対面的な関係のない「個人化」ではなく、対面的な関係のある「連帯化」を求めるのである。この求心力が「均衡な安定社会」を形成している。

（4）集団の数と個性化
　個人が所属する集団の数が増せば、それだけ、人は個性的になる。

(ジンメル、G)

4．健康的小集団
（1）定義
　健康的小集団とは、健康追求を目標として全員が互いに認知・応答を繰り返しながら一定期間にわたって対面的な相互作用をつづけている集団である。

(島内憲夫)

（2）時間と空間の中の健康的小集団
　1）時間の中の健康的小集団：人間の一生涯（1日、1週、1月、1年……）を意味する。

　　人間は、通常生まれてから死んでいく過程の中で、暗黙のうちに2つの家族を経験する。

　　1つは、定位家族であり、2つは生殖家族である。また学校、職場も同様に経験していく。

　2）空間の中の健康的小集団：人間の生活の場の広がり（家族、学校、職場、地域など）を意味する。

（3）暗黙の場と表明の場
　1）暗黙の場：家族、学校、職場、地域は人々にとって所与の場で、その場に「何故存在しているか」あまり疑問を抱かない。しかし、人々はこの場でさまざまな健康的な活動をしている。

　2）表明の場：人々は日常生活で生じる多様なヘルスニーズを充足するために、その特質に応じた形で「表明の場」をもっている。
　　　健康増進や病気予防 ⇒ 健康教室・肥満教室
　　　治療やリハビリテーション ⇒ 患者会・断酒会
　　　健康なまちづくり ⇒ ○○サークルなどのボランティア・グループ

★今日の一言★
人間の個性と健康は、
所属する集団の量と質によって決定される

課題●
健康の社会化の過程の中で、あなたに最も影響を与えた担い手は、誰ですか？
また、どのような影響を与えられたのでしょうか？

回答

6章 健康行動

1. 行動科学と行動　Behavioral Science and Behavior

　行動科学とは、人間の行動を総合的に解明し、予測し・統御（コントロール）しようとする実証的経験的科学であり、学習理論、ゲーム理論、情報理論、サイバネテイックス、システム論などの影響を受けながら、第二次世界大戦後急速に発展した新しい学問である。

2. 行動の成立と変化のメカニズム

(1) 行動の成立　Behavior

　行動科学の中心的な課題は、生物科学と社会科学の総合、特に生物学・心理学・社会学の総合である。これらの科学の成果から生物学的、心理学的、社会学的要因が相互に影響し合って、人間の行動を成立させていることが明らかになってきた。

(2) 健康の社会化　Health Socialization

> 　人間が、当該社会における、健康知識、健康態度、健康行動の様式を内面化し、人生や生活の質（QOL）を高め、真の自由と幸せを獲得していく過程である。
> 　　　　　　　　　　　　　　　　　　　　　　　　　　　（島内憲夫）

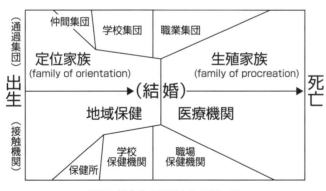

健康の社会化の過程とその担い手
(1981：島内憲夫 作成)

(3) 健康行動（保健行動）の変容　Health Behavior

　保健行動の変容のメカニズムは、宗像常次の「保健行動のシーソーモデル」によって理解が可能となる。

3．行動の理解を助ける基本理論モデル

（1）社会的学習理論　【バンデューラ：Bandura, A】

（2）段階的行動変容モデル　【プロチャスカ：Prochaska, J.O】

（3）理由付けされた行動理論　【エイゼン：Ajzen, I】

（4）場の理論　【レビン：Lewin, K】

（5）認知的不協和理論　【フェスティンガー：Festinger, L】

（6）イノベーション普及モデル　【ロジャース：Rogers, E.M】

（7）ソーシャル・マーケッチング・モデル　【コトラー：Kotler, P】

4．健康行動（保健行動）の理解を助ける理論とモデル

（1）保健信念モデル　【ローゼンストック：Rosenstock, J.M】

（2）保健感覚モデル　【宗像常次】

（3）保健規範モデル　【島内憲夫】

（4）ヘルス・アクション・モデル　【トーンズ：Tones, K】

（5）セルフ・ケア・モデル　【オレム：Orem, D.E】

（6）保護―動機付け理論　【ロジャース：Rogers, W】

（7）PRECEDE－PROCEEDモデル　【グリーン：Green, L.W】
　PRECEDE：Predisposing, Reinforcing, and Enabling Constructs in Educational Ecological Diagnosis and Evaluation

　PROCEED：Policy, Regulatory, and Organizational Constructs in Educational and Environmental Development

（8）コヒアレンス感理論　【アントノブスキー：Antonovsky, A】
　＊SOC（Sense of Coherence）首尾一貫感覚

（9）ヘルスプロモーション活動モデル　【島内憲夫・鈴木美奈子】

（10）保健医療サービスの利用モデル　【島内憲夫】

5．健康行動（保健行動）
（1）定義

> 健康行動（保健行動）とは、人間が自らの健康をつくっていく（促進）行動である。

（2）健康（保健）欲求（マスロー：Maslow, A）
　＊マズローの欲求段階説

- 自己実現欲求
- 社会的承諾・自尊欲求
- 所属（表現）と愛の欲求
- 安全欲求
- 生理的欲求

（3）望ましい健康行動（保健行動）の促進法

　1）健康行動（保健行動）の形成

　2）健康行動（保健行動）の教示

　3）健康行動（保健行動）の実演―模倣

　4）健康行動（保健行動）のガイディングとフェーディング

　5）健康行動（保健行動）の統合

〈参考文献〉
1．島内憲夫：行動科学からとらえた健康行動、平野かよ子・瀬戸一郎編著：健康と社会・生活、メディカ出版、2017、p.161－179.
2．島内憲夫：健康教育の展望、久常節子・島内節：健康教育と学習、医学書院、1994、p.175－195.
3．ドン・ナットビーム、イローナ・キックブッシュ著（島内憲夫編訳、大久保菜穂子・鈴木美奈子訳）：ヘルスリテラシー、垣内出版、2017．

★今日の一言★

"自分の今の試みはきっと自分のためになる"
その思いこそが自分の糧となる
（自己効力感：Self esteem）

課題●

　あなたの健康生活習慣についてお聞きします。毎日どのようなことに気をつけて生活していますか？　また、その習慣は誰から学びましたか？

回答

7章 ● WHOと日本の健康づくり活動

1. 健康憲章

　健康とは、身体的・精神的および社会的に完全に良好な状態であって、単に病気や虚弱でないだけではない。(1946年：ニューヨーク)

2. Health for All 〜38の到達目標〜

「2000年までに世界中のすべての人に健康を！」(WHO:1977：ジュネーブ)

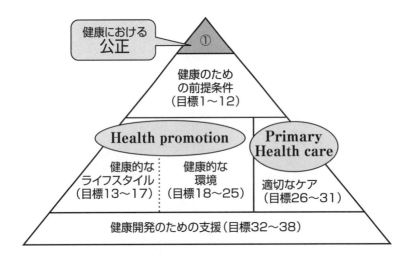

3. プライマリ・ヘルス・ケア（1978年）

　プライマリ・ヘルス・ケアとは、地域に住む個人や家族にあまねく受け入れられる基本的保健ケアのことであり、それは住民の積極的参加とその国でまかなえる費用で運営されるものである。プライマリ・ヘルス・ケアは、それが核となって構成されている国の保健システムおよび地域全般の社会・経済開発などの一つの必須部分を成すものである。
　　　　　　　　　　　　　　　　　　　　　　　（アルマ・アタ宣言：1978）

　《4原則》
　　①ニード指向性のある保健活動
　　②住民の主体的な活動
　　③有限の資源の有効・効率的活用
　　④協力と統合　　　　　　　　　＊適正な保健技術

4．ヘルスプロモーション（1986年）

　ヘルスプロモーションとは、人々が自らの健康をコントロールし改善することができるようにするプロセスである。身体的・精神的・社会的に完全に良好な状態に到達するためには、個人や集団が望みを確認・実現し、ニーズを満たし、環境を改善し、環境に対処することができなければならない。それゆえ健康は生きる目的ではなく、毎日の生活の資源である。健康は身体的な能力であると同時に、社会的・個人的な資源であることを強調する積極的な概念なのである。

（オタワ憲章：1986）

5．WHO事務局《本部：スイス・ジュネーブ》
　①アメリカ地域事務局：アメリカ・ワシントン
　②東南アジア地域事務局：インド・ニューデリー
　③アフリカ地域事務局：コンゴ・ブラザビル
　④東地中海地域事務局：エジプト・アレクサンドリア
　⑤<u>西太平洋地域事務局：フィリピン・マニラ・・・日本</u>
　⑥ヨーロッパ地域事務局：デンマーク・コペンハーゲン

6．グローバル化する世界

（1）第一の世界
　18世紀から現在まで。ヨーロッパや米国、オーストラリア、ニュージーランド、日本からなる先進工業国。

（2）第二の世界
　20世紀初頭（1917年のロシア革命以降）から、ソビエト連邦が共産主義を放棄した。1991年まで。ソ連邦とチェコスロヴァキアやポーランド、ハンガリーなどの東ヨーロッパのかつての共産主義社会。

（3）第三の世界
　18世紀（植民地として）から現在まで存在。中国やインド、アフリカのほとんどの国々。例えばナイジェリア、ガーナ、アルジェリアや南アメリカの国々（ブラジル、ペルー、ベネズエラなど）。

7．WHO Commission Social Determinants of Health（CSDH）
　2005年にWHOは、Commission Social Determinants of Health（CSDH）を設置する。
　委員長は、マイケル・マーモット、副委員長はアマルティア・セン

＊マイケル・マーモット

マイケル・マーモット著：健康格差～不平等な世界への挑戦～、日本評論社、2017.

＊アマルティア・セン

アマルティア・セン著：現代位相研究所：本当にわかる社会学、日本実業出版社、62－163、2014．

＊CSDH

2009年の世界保健総会で「健康の社会的決定要因に取り組む活動を通じた健康の不公平性低減」に関する決議が採択され、その後の進捗状況や課題についても2011年のブラジルのリオデジャネイロ市で開かれたSDHの世界会議で確認された。その特徴は、特定の疾患などの健康問題、あるいは関連する保健医療システム内の問題だけをとりあげるのではなく、それらの多くに共通してみられる根本問題要因としてのSDHに注目したことである。（川上憲人他著：社会と健康、東京大学出版会、2015.）

8．持続可能な開発目標（SDGs）

WHOは、2015年9月、ニューヨークの国連本部において、「国連持続可能な開発サミット」を開催し、193の加盟国によって、「我々の世界を変革する：持続可能な開発のための2030年アジェンダ（2030アジェンダ）」が全会一致で採択された。

2030年アジェンダでは、「誰一人取り残さない―No one will be left behind.」を理念として、国際社会が2030年までに貧困を撲滅し、持続可能な社会を実現するための指針として、17の目標（ゴール）が持続可能な開発目標（Sustainable Development Goals：SDGs）として設定された。

SDGs達成のためには、一人ひとりに焦点を当てることが必要である。これを、貧しくに中所得国、豊かな国のあらゆる国々で取り組むことが必要である。また、民間企業や市民社会の役割が益々高まり、あらゆるステークホルダーが連携すること（グローバル・パートナーシップ）が求められる。

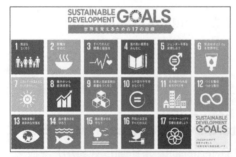

世界共通の目標「持続可能な開発目標（SDGs）」
誰一人取り残さない―No one will be left behind

9．日本における健康づくり
（1）第一次健康づくり対策
1978年厚生省は健康増進、予防、治療、リハビリテーションをめざして国民の総合的な健康づくり対策を施策化した。

【国民健康づくり計画の3本柱】
1）生涯を通じる健康づくり
①母と子の健康確保　②家庭婦人の健康確保　③成人病の予防
④精神衛生　⑤老人保健　⑥職場の健康づくり　⑦学校の健康づくり

2）健康づくりの基盤整備

3）健康づくりの啓蒙普及

（2）第二次健康づくり対策
1988年から第二次国民健康づくり対策（アクティブ80ヘルスプラン）を実施した。
①疾病の早期発見、早期治療（2次予防）よりも疾病の発生予防、健康増進（1次予防）を重視
②栄養・運動・休養という健康づくりの3本柱を機軸に健康生活習慣の確立
③公的セクターによる健康づくり対策に加え、民間活力の導入

（3）第三次健康づくり対策
2000年から第三次国民健康づくり対策（健康日本21）を実施した。

1）趣旨
健康を実現することは、元来、個人の健康観に基づき、一人ひとりが主体的に取組むべき課題であるが、個人による健康実現には、こうした個人の力と併せて、社会全体としても、個人の主体的な健康づくりを支援していくことが不可欠である。

2）目的
21世紀の我が国を、すべての国民が健康で心豊かに生活できる活力ある社会とするため、壮年期死亡の減少、健康寿命の延伸及び生活の質の向上を実現することを目的とする。

3）基本方針
①1次予防の重視　②健康づくりのための環境整備
③目標等の設定と評価　④多様な主体による連携のとれた効果的な運動の推進

4）設定の考え方
①栄養・食生活　②身体活動・運動　③休養・こころの健康づくり
④たばこ　⑤アルコール　⑥歯の健康　⑦糖尿病　⑧循環器病　⑨がん

（4）第四次健康づくり対策
2013年（平成25年度）から健康日本21（第二次）が推進されている。

【基本方針】
①健康寿命の延伸と健康格差の縮小
②生活習慣病の発症予防と重症化予防の徹底
③社会生活を営むために必要な機能の維持及び向上
④健康を支え、守るための社会環境の整備
⑤栄養・食生活、身体活動・運動、休養、飲酒、喫煙及び歯・口腔の健康に関する生活習慣及び社会環境の改善

★今日の一言★

かけがえのない地球（Only one earth）を
大切にする心を育てよう！

課題

WHOのヘルスプロモーションと日本の健康づくり対策との相違について、述べてください。

回答

8章 ●ヘルスプロモーション

1．ヘルスプロモーション
（1）ヘルスプロモーションの定義
Health for All by the year 2000 ！（2000年までにすべての人に健康を！）

> ヘルスプロモーションとは、人々が自らの健康をコントロールし、改善することができるようにするプロセスである。
>
> 身体的、精神的、社会的に完全に良好な状態に到達するためには、個人や集団が望みを確認し、環境を改善し、環境に対処する（Cope）ことができなければならない。それゆえ、健康は、生きる目的ではなく、毎日の生活の資源である。　　　　　　　　　　　　　　　　　（WHO：オタワ憲章、1986）

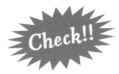

◆バンコク憲章（2005）
　ヘルスプロモーションとは、人々が自らの健康とその決定要因を
　　　コントロールし改善することができるようにするプロセスである。

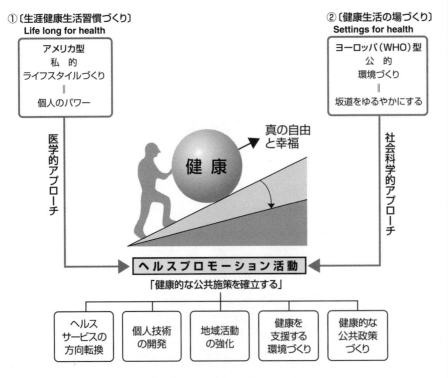

ヘルスプロモーションの概念モデル
（島内憲夫1987／島内憲夫・鈴木美奈子2011：改編）

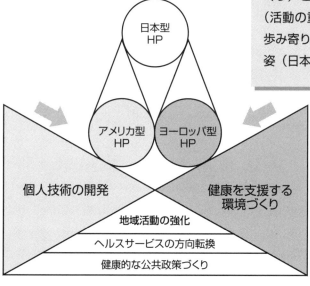

● **双眼鏡モデル**
アメリカ型（個人技術の開発）とヨーロッパ型（健康を支援する環境づくり）という二枚のレンズの大きさ（活動の重要度）とピント（二つの歩み寄り）を合わせることで理想の姿（日本型HP）が見えてくる。

ヘルスプロモーションの展開－双眼鏡モデル－
(鈴木美奈子・島内憲夫　2004)

● **図解ヘルスプロモーション☆Point**

①二つの方法
＊アメリカ型

＊ヨーロッパ型

②二つの視点
＊医学的アプローチ（リスク・ファクター探し）

＊社会科学的アプローチ（ハッピネス・ファクター探し）

（2）ヘルスプロモーションの原理
1）日常生活を営むすべての人が対象
2）健康を規定するあらゆる要因に注目
3）相互補完的な多種類のアプローチ
4）住民参加
5）保健医療の専門家の役割発揮

（3）ヘルスプロモーションの戦略

```
┌─────────────────────────┐        ┌─────────────────────────┐
│ オタワ憲章：1986年       │        │ バンコク憲章：2005年     │
│ ★3つのプロセス          │        │ ★5つのプロセス          │
│ ①唱道：辻説法　代弁      │   →    │ ①唱道                   │
│ ②能力の付与：健康教育・  │        │ ②投資                   │
│   健康学習               │        │ ③能力形成               │
│ ③調停：分野間協力        │        │ ④規制と法制定           │
│  （保健医療の分野を超えた│        │ ⑤パートナー・同盟       │
│    協力）                │        │                         │
└─────────────────────────┘        └─────────────────────────┘
```

（4）ヘルスプロモーションの5つの活動

1）健康的な公共政策づくり

2）健康を支援する環境づくり

3）地域活動の強化

4）個人技術の開発

5）ヘルスサービスの方向転換

（5）ヘルスプロモーションのねらい

ヘルスプロモーションのねらいは
「すべての人々があらゆる生活の場—労働・学習・余暇・愛の場—で
健康享受することのできる公正な社会の創造にある」

〈参考図書〉
1) 島内憲夫・鈴木美奈子．ヘルスプロモーション〜WHO：〜オタワ憲章〜、東京：垣内出版、2013．
2) 島内憲夫・鈴木美奈子．ヘルスプロモーション〜WHO：〜バンコク憲章〜、東京：垣内出版、2012．

★今日の一言★

ヘルスプロモーションの最大の敵は貧困である
ヘルスプロモーションの究極の目標は平和である☆

課題

①"坂道の図"を用いて、ヘルスプロモーションの概念を説明してください。

②ヘルスプロモーションのオタワ憲章とバンコク憲章の相違についてまとめてください。

③自分自身の日常生活を振り返り、リスク・ファクター（危険因子）とハッピネス・ファクター（幸福因子）の二つの視点から健康づくりを考えてみてください。

回答

9章●健康なまちづくり

☆順天堂大学ヘルスプロモーション・リサーチ・センター
　　　　　　　（WHO指定研究協力センター）
　市民向け講座：愛と夢と勇気を育む健康なまちづくり
　　　　　　―WHOヘルスプロモーションの視点から―

〈みなっち＆のりっち　健康なまちづくり講座〉
　　　　　み・な・ち（みなこ）　　＆　　の・り・ち（のりお）
「み」みんなの健康なまちづくり　　「の」のりのりのリズムに乗って
「な」七人の知恵者の　　　　　　　「り」隣人と
「ち」力を結集し　　　　　　　　　「ち」地球サイズの愛と夢を育もう

1．ヘルスプロモーションの方法
（1）健康生活習慣づくり　〜Life-long for health〜
　＊ Healthy people 2000（アメリカ）
　・健康なライフスタイルづくり（健康生活習慣づくり）が中心
　・医学的・私的責任

　＊ブレスロー博士の7つの健康維持習慣
　　①毎日7－18時間の睡眠をとる　②朝食を欠かさない　③間食をしない
　　④適切な体重を保つ　⑤規則的に運動をする　⑥過度の飲酒をしない
　　⑦タバコは吸わない　　プラス（素晴らしい人間関係づくり）

（2）健康生活の場づくり　〜 Settings for health 〜
　＊ Health for all by the year 2000（ヨーロッパ：WHO）
　　・健康な家族・学校・職場・地域づくりが中心　・社会科学的・公的責任
　①健康な街づくり
　②健康な職場づくり
　③健康な学校づくり
　④健康な家族づくり
　⑤健康な病院づくり　　など

　　☆スーパーマーケット・レストラン・居酒屋なども

2．ヘルシー・シティーズ・プロジェクト（WHO）

＊WHO：ヨーロッパ主導のプロジェクト

　単に死亡率と罹患率を下げることが目的ではなく、地域を基盤に置き、ヨーロッパに住んでいる人々の健康とWell-beingを高めることを目的とする。

　　　　　　　　　　　　　　　⇒健康的な環境とライフスタイルの強調

＊ヘルスプロモーション哲学を書棚から街角へ

☆6つのキーワード（鍵概念）☆
- ①健康へのコミットメント　【　　　　　　　　　　　】
- ②政治的意思決定　　　　　【　　　　　　　　　　　】
- ③分野間活動　　　　　　　【　　　　　　　　　　　】
- ④住民参加　　　　　　　　【　　　　　　　　　　　】
- ⑤イノベーション　　　　　【　　　　　　　　　　　】
- ⑥健康的な公共政策　　　　【　　　　　　　　　　　】

＊住民自身の活動が中心
＊科学的な活動であると同時に政治的な活動である

☆5つのポイント☆
- ①「健康なまちづくり」の基本として政策を策定すること
- ②様々な良い実践モデルを開発すること
- ③よい実践モデルを実施し、モニタリングすること
- ④まちをネットワーク化しそれぞれの街のアイデアと経験を広めること
- ⑤まち同士で互いに支え協力し、そして学びあうこと

健康なまちづくりの心構え　～実践からの学び～

- ●楽しむ事を第一に
  - 感性的：気楽・安心⇒喜び
  - 理性的：発見・興味⇒ワクワク
- ●心的共有空間（自分の居場所）
- ●役割の存在
- ●他の団体との交流（ネットワーク）
- ●できることから始めよう！

3．健康なまちづくり

＊日本：健康文化都市構想―健康なまちづくり構想―
（古川文隆：健康文化都市シンポジウム、財団法人日本ウエルネス協会、東京：1993．）

（1）健康なまちとは

> 健康なまちとは、地域住民一人ひとりが主体的に健康づくり活動に参加することによって自らの健康の価値を学ぶと共に自己実現を達成できるような社会的基盤を備えた地域社会のことである。
>
> 地域住民は、このような地域社会の中で健康づくりを楽しみ、その活動を通して生命の大切さを知り、生活の豊かさを味わい、人生の意義を学び、そして幸福を実感できるのである。
> 　　　　　　　　　　　　　　　　　　　　　　　　　　　　　（島内憲夫）

☆健康なまちづくりの基本施策☆

①地域住民の合意に基づく健康なまちづくり施策
②健康な地域環境づくり
③健康づくりへの住民の主体的な参加
④地域住民のための生涯健康学習のシステムづくり
⑤健康なまちづくりへの民間団体・企業の支援・協力
⑥健康なまちづくりを支えるヘルスプロモーターの育成（専門家・素人）
⑦健康至上主義の否定の確認
⑧健康を科学するチームづくり

（2）人々のココロを育てること

　まちづくりにはお金もいる。技術もいる。チエもいる組織や制度も必要である。
　しかし、……まちに住むすべての人々が、まちを愛し、自分の役割を果たさなければ、「良いまち」はできない。まちづくりは人づくり、……人づくりは人々のココロを育てることである。まちの美しさ、なごやかさ、たのしさなどココロをもった人々である。
　まちを愛する人々の美しい心（ココロ）がなければ、見かけ上の「まちづくり」に終わってしまう。　　　　（田村　明：まちづくりの発想、岩波新書、1987．）

（3）地域保健組織活動（地域健康づくり活動）

　地域保健組織活動（地域健康づくり活動）とは、地域に住む人々が自らの責任と能力を自覚し、家族・近隣・専門家そして行政にかかわるすべての人々を共通の「活動の場」（心的共有空間）に巻き込み、そこで展開する共同的努力によって健康な意識、健康なライフスタイルそして健康な環境を創造していく過程である。
　　　　　　　　　　　　　　　　　　　　　　　　　　　　（島内憲夫、1983）

＊「活動の場」（心的共有空間）

☆**自分らしさを映し出す　　８つの鏡（重要な他者）**☆

①誰の子どもになるか（親）
②誰と親友になるか（親友）
③誰を恩師とするか（恩師）
④誰を恋人とするか（恋人）
⑤誰と結婚するか（配偶者）
⑥誰の親になるか（子ども）
⑦誰と働くか（同僚・仲間）
⑧地域の誰と付き合うか（地域の人）

＊自分をありのままに受け入れ、これからの人生を喜んで受け入れること。
＊大切なことは、自分で答えを出すこと（自己決定）。

☆**自分らしく生きるために必要なこと**☆

4．健康なまちづくり施策の計画・実施・評価

（1）ナットビーム：NUTSHELL理論の評価

5 最初の評価
健康識字　ソーシャル・サポート　健康的な公共政策など

6 中間の評価
健康的なライフスタイル　健康的な環境
ヘルスサービスなど

7 最後の評価
QOL（Quality of Life）死亡率　罹患率など

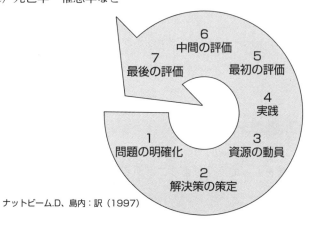

ナットビーム.D、島内：訳（1997）

(2) 評価指標（島内憲夫・鈴木美奈子）
1) 制度・政策レベル：総合計画の内容
（健康計画を中心に位置づけているか）
健康計画の有無、健康関連予算の総額、健康都市宣言の有無、健康都市施策の充実度、保健医療従事者の量と質、保健医療施設数、薬局数など

2) 組織・集団レベル：ソーシャル・サポート有無、ボランティア活動の有無、お祭りの有無、景観、生活環境イメージ（きれいさ、静かさ、ゆとりなど）など

家族（家族構成、家族関係、一人暮らし率など）、学校（学校生活満足度、クラブ活動参加率、ボランティア経験率など）、職場（職場生活の満足度、欠勤率、労働時間、仕事のやりがい、職場環境、労働災害など）、地域（地域への愛着度、地域リーダー経験率、地域の景観・イメージなど）

3) 個人レベル：健康観、健康感、健康生活習慣（禁煙、適度のお酒、運動、休養、バランスの良い食生活など）、生活満足度、生きがい度、音楽鑑賞、絵画鑑賞、夢や希望、平均寿命、有病率、罹病率、事故や突然死　など

5．ダイヤモンド・コミュニティ
人間の成長と心の健康に関する知識と技術を共有し、支え合い、すべての人が輝く地域社会のことである。

〈参考図書〉
1) 島内憲夫監訳：ナットとハリスのヘルスプロモーション・ガイド・ブック、垣内出版、2003．
2) 島内憲夫編訳：ヘルシー・シティーズ―新しい公衆衛生をめざして―、垣内出版、1995．

★今日の一言★

Think globally, Act locally!
地球サイズの愛をもって、今できることから始めよう！

課題●
　あなたが理想とする「健康なまちづくり」について私見を踏まえて述べてください。

回答

10章 ● 健康な家族づくり

1. 家族とは
(1) 定義

> 家族とは、夫婦・親子・きょうだいなど少数の近親者を主要な成員とし、成員相互の深い感情的係わりあいで結ばれた、幸福（well-being）追求の集団である。　　　　　　　　　　　　　　　　　　　　　　　　（森岡清美）

1）夫婦関係を基礎とする（構造論）
　A．性的分業　　Division of Sex
　B．近親相姦禁止規則　　Incest taboo
　C．嫡出の原理　　Principal of legitimacy

●核家族

●三世代家族

家族関係の現代的特徴

2）幸福（well-being）追求の集団（機能論）

☆家族の色は何色？

(2) 家族の機能

①あなたが家族に与えているもの

②あなたが家族から与えられているもの

＊性的
＊生殖的
＊経済的
＊教育的
＊心理的
＊保健的

＊子どもの社会化＆大人のパーソナリティの安定：Parsons, T

2．家族ストレス

（1）家族ストレッサーの構造（カーターとマックゴールドリック作成：島内訳）

1）垂直的ストレッサー

　　　垂直的ストレッサー
　　　（家族パターン、伝説、諸問題、等）

　　システムレベル
　　　社会システム
　　　拡大家族
　　　核家族

2）水平的ストレッサー

　水平的ストレッサー
　発達的
　（ライフサイクルの移行）
　非発達的
　（戦争、時機を得ない死、慢性疾患、等）

（2）家族を危機に陥れる死と病気

1）死と病気の時期（timing）

2）死と病気の性質（nature）

3）死人と病人の家族地位（position）

3．ライフサイクル上の諸問題【家族周期の視点】

新婚期	結婚から第一子誕生まで⇒
養育・教育期	第一子誕生から学童期終了まで⇒
排出期	第一子の学童期終了から末っ子の他出・結婚まで⇒
老年期	末っ子の他出・結婚から夫婦の死亡まで⇒

　＊ジェンダーとは…社会的性役割や身体把握など文化によってつくられた性差
　　　　　　　　　（男らしさ・女らしさ）

4．家族保健の方法

> 家族の保健機能とは、家族が個人に対して果たしている多面的な機能のすべてを円滑にするために、家族成員の健康的な生活条件を整える作用である。
> （島内憲夫）

（1）内からの保健

（2）外からの保健

（3）間からの保健

5．2つの疑問

①家族は病人を世話する最良の資源か？（介護は家族で？　施設で？）

②母親は病人を世話する最良の人か？（介護するのは母親？）

〈参考図書〉

島内憲夫：家族の保健機能、望月崇・本村汎編：現代家族の福祉、培風館、1986.

島内憲夫：現代家族にみる保健機能、母子保健情報、第30号、11－16、1994.

★今日の一言★

最も身近で基本となる"LOVE"は

"家族"の中から生まれる

〜オタワ憲章での"LOVE"は"家庭的な"(at home) 意味合いが含まれている〜

課題

あなたが理想とする「健康な家族づくり」について私見を踏まえて述べてください。

回答

11章 ●健康な学校づくり

1．はじめに
（1）私の学校体験からみえるもの

☆あなたの学校での思い出は？

（2）基本は……子ども（児童・生徒）と教職員の"健康づくり"

2．子供の健康

（1）健康な子どもの姿
　心とからだが元気な子ども、遊べる子ども、早寝早起きができる子ども、挨拶ができる子ども、夢のある子ども　など

（2）子どもの健康観（考え方）
　からだが丈夫で元気なこと、
　病気でないこと、
　友だちと仲良くできること　など

＊健康観が狭い（身体中心）
＊健康観は個人の生活（経験）によって決定してくる
　⇒教育によって変化する!?

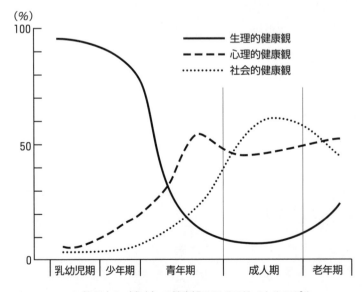

一般の人々（素人）の健康観のライフサイクルモデル

3. 健康な学校づくり ～ヘルスプロモーションの視点から～
　＊健康な学校づくり "Health promoting school" ⇒ ヨーロッパ
　＊総合的な学校保健 "Comprehensive school health" ⇒ アメリカ

(1) 定義

> 健康な学校づくりは、学校に関係するすべての人々（子ども〈児童・生徒〉、先生、職員、親、地域の人々）が、子ども（児童・生徒）と教職員の健康をつくっていくために協力して活動を展開することである。

4. 健康な学校づくりを支える5つの活動
　① 健康的な公共政策づくり　　② 健康を支援する環境づくり
　③ 地域活動の強化　　④ 個人技術の開発　　⑤ ヘルスサービスの方向転換

⬇　　5つの活動を学校の視点からみつめると……

(1) 健康な学校づくり「施策」
　＊校長の学校づくりの哲学、先生たちの気持ちは？

　＊子どもたちの夢・希望は？

　＊児童・生徒の健康をつくるためのきまりや規則はあるのか？
　＊教育委員会の方針は？

(2) 健康な学校づくりを支える「環境づくり」
　＊田舎か都会か？
　＊風土（Social ethos）
　＊学校内
　　物理的…建物、教室、校庭、花壇、木、空気、水、太陽など
　　社会的…児童・生徒と先生〈担任・教科の先生〉の人間関係

　＊学校外
　　物理的…通学路の景観、安全性、空気、水、太陽、遊び場など
　　社会的…親や兄弟との関係、隣近所の人との関係など

(3) 学校を中心とした「地域健康づくり活動の強化」
　＊学校、家族、地域の人々とのふれあい、高齢者や障害者との交流
　＊地域の人々の支援や協力など

（4）子ども（児童・生徒）が健康になるために「個人技術の開発」
　　＊ライフスキル、基本的な生活習慣、健康的なライフスタイルづくり
　　＊父母の健康づくり力、先生の健康づくり力、地域の人の健康づくり力など

☆そして……注目してみよう！
　　【　　遊べる力⇒仕事　　】　　　　【　　恋する力⇒結婚　　】

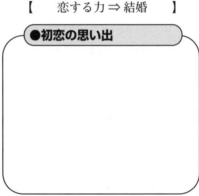

（5）学校における「ヘルスサービスの方向転換」
　　＊治療・ケアを超えてヘルスプロモーションへの転換
　　＊学校保健委員会の活性化、保健室の強化、癒しの場づくり、カウンセリング
　　＊教室の強化など

☆白井市教育委員会指定『健康づくり推進校』
　～白井市清水口・白井市南山小学校の事例から～

　■健康教育の5つの柱（WHOの健康観をもとに）
　　①人間関係の健康づくり　　②心の健康づくり
　　③身体の健康づくり　　　　④健康的な環境づくり
　　⑤家庭・地域との連携

＊生涯健康学習の支援者の構造
　「愛のトライアングル」

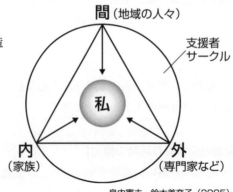

島内憲夫・鈴木美奈子（2005）

5．21世紀の学校のあり方
（1）カリキュラム
＊フォーマル・カリキュラム
Formal curriculum（公式の〈表の〉カリキュラム）

＊ヒドン・カリキュラム
Hidden curriculum（隠れた〈裏の〉カリキュラム）

（2）21世紀の学校

> 21世紀の学校は、子どもたちが、学校や家庭そして地域において日常生活を営む中で自分に価値を見出し、自分が生きていることや健康であることを実感し、未来に向かって自分らしく力強く生きていくことができるような力を養うことができるような学校でなければならない。

6．おわりに
＊自分らしさを生み出す8つの鏡
①誰の子どもになるか…親【家族時代】子どもは親を選べない
②誰と親友になるか…友人【学校時代】小学校・中学校・高校・専門・大学など
③誰を恩師とするか…恩師【学校時代】よき教師との出会い（人生の道しるべ）
④誰を恋人とするか…恋人【恋愛時代】運命的な出逢い、初恋
⑤誰と結婚するか…配偶者【結婚時代】子育て
⑥誰の親になるか…子ども
⑦誰と働くか…同僚【仕事時代】どこに勤めるのかが鍵（同僚・先輩・後輩など）
⑧地域の誰と付き合うか…地域の人【地域時代】隣近所の人々との付き合い

＊愛する力〈技術〉を学ぶ方法
　Step①：世界中でたった一人しかいない自分を大切にすること
　Step②：あなたの大切な人との
　　　　　　「ちょうど良い**心理的な距離**」を見つけること
　Step③：小さな幸せを大切にする「**幸福の習慣癖**」を身につけること

★今日の一言★

子供は小さな哲学者：好奇心は子供の未来を創る！

道草のすすめ：野原は子供の夢工場！

課題●
　あなたが理想とする「健康な学校づくり」について私見を踏まえて述べてください。

回答

12章 健康な職場づくり

1. はじめに（労働と健康）

☆働くことの目的は？（労働観）

　労働には社会的、経済的な重要性とともに、個人に対しても自尊心（self-esteem）および秩序概念（sense of order）形成において大きな心理的役割を演じている。労働は人間の自己認知（sense of identity）への働きかけをし、生活のパターンを形成する。

◇職場の作業環境は、人の健康を増進または低下させる
　　　　　　　　　　　……健康増進の重要因子
→労働者の身体的・精神的健康は、生産性に影響を与える一要因。

（1）健康づくりの必要性（時間的・空間的視点）

●時間的
良い習慣：

悪い習慣：

●空間的
私のお気に入りの場所は……

2. 日本の産業保健の歴史

1. 労働基準法（1945年）
○衛生管理
・災害
・感染症
・職業病

2. 労働安全衛生法（1972年）
○健康管理
・生活習慣病
・二次予防
（早期発見・治療）

3. THP（1988年）
○コーディネート
・一次予防
（健康増進・快適な労働）

4. 健康日本21（2000年）
○ファシリテート
・ヘルスプロモーション（健康推進・健康づくり）

3. 職場のヘルスプロモーション活動の枠組み

　職場のヘルスプロモーションの目的は、労働者自身が自らの身体的・精神的・社会的健康とWell-beingをコントロールし、高めることによって、幸せで充実した活力のある職場生活を営むことができるようにするところにある。

労働者・職場の保健医療従事者（産業医師・産業保健師・衛生管理者）経営者・職場を取り巻く地域の人々の協力が必要不可欠！

参考文献：WHO Expert committee on health promotion in work setting（1987）

高田勗監訳、「労働者の健康増進」：中央労働災害防止協会（1989）

4．職場のメンタルヘルスのための戦略
（1）さまざまな問題
　①心身症、神経症（不安神経症・強迫神経症など）、うつ病
　②職場不適応（出社拒否、昇進パニックなど）
　③燃え尽き症候群
　④キャリアウーマン症候群
　⑤テクノストレス
　⑥喫煙、アルコール依存症、セクハラ　など

> **各企業独自のメンタルヘルス戦略**
> ◆リラクセーション（自律訓練法、瞑想、音楽、アロマセラピー、ヨーガ…など）
> ◆リフレーミング（フレックスタイム）◆家族療法ジョブ・デザイン　Job Design
> ◆カウンセリング　Counseling（素人の参照システム）
> ◆交換理論　　　　　　　　　　　◆友だちづくり　など

（2）ストレスの変化
　＊環境（特に人間関係）やストレス問題の変化に注目することが大切。
　①新入社員
　②中堅社員
　③定年間近

（3）職場のメンタルヘルスケア
　＊年間自殺者はH10～H23年の13年連続で3万人を超えたものの、
　　その後減少傾向を示し、H28年は21,897人となっている。【警察庁2017年】
　　・身体・精神的な原因
　　・経済・社会的な原因
　　・文化的な原因……？（WHO精神保健部ホセ・ベルトロテ博士）

　＊労働者の心の健康の保持増進ための指針について
　　　　　　　　　　　　　　　　　(H18年3月31日：厚生労働省)
　①セルフケア
　②ラインによるケア
　③事業場内産業スタッフによるケア
　②事業場外資源によるケア
　　　⇒　＋　家族による気づきと対応（相談体制）
　　　　　　　・職場復帰支援・個人情報保護　など

○ソーシャル・サポート（社会的支援）
『個人を取り巻く重要な他者（家族、友人、同僚、専門家等）
　　　　　　　から得られる、様々な形の援助である』（久田：1987）

5．職場のヘルスプロモーションの展開と課題

（1）労働の持つ2面性へのアプローチ
＊デメリット（人間疎外、傷病発生等）の防止
＊メリット（生きがい、自己実現）の開発

（2）職場のヘルスプロモーションの課題
【参考文献：若狭衛、小山修、島内憲夫編、「保健社会学―理論と現実」：垣内出版（1983）】

・経営者の健康づくりマネジメントの課題
　経営と健康管理、ニード及びそれを採りあげるための姿勢、予算、設備、人員の問題。

・労働者の健康づくりにおける責任の所在
　経営者には従業員の健康、消費者、地域社会に対する安全や無公害などの社会的責任がある。

・職場の健康づくりチーム
　保健医療従事者、健康づくりスタッフ（相談員トレーナーなど）、従業員も巻き込んだ組織活動。

・労働者の自発的な健康づくり
　労働者は自発的な健康習慣づくり、プログラムの設計、実施及び管理に関係すべきである。

・職場における健康づくり計画と評価
　経済効果を視野に入れた計画、客観的指標（疾病、罹患）＆主観的指標（健康感、欠勤率）。

・労働者の健康づくりへの科学的接近法の開発

●評価指標
健康識字、ソーシャル・サポート、健康なライフスタイル、職場の環境、職場のヘルスサービス（健康管理）、健康状態、QOL（Quality of Life）

●学際的（Interdisciplinary）
医学、看護、健康科学、健康教育学、健康心理学、健康社会学、健康経済学、ヘルスカウンセリングなど

（4）ヘルスプロモーションとCSR
● バンコク憲章～企業の健康づくりへの期待～

☆コミュニティと民間団体の主要な焦点
民間団体は、共同の社会的責任を例証するような会社の商品、サービスそして役割に優先権を与えることによって、市場での力を発揮する必要がある。

☆適切な企業経営のための必須条件
企業は、人々の健康とその決定要因に直接影響を及ぼしている。企業の経営者やインフォーマルな部門のような民間部門は、職場の健康と安全を守ると共に、労働者や彼らの家族とコミュニティにおける健康とWell-beingを促進する責任がある。

● CSR：Corporate Social Responsibility（企業の社会的責任）

持続可能な社会を目指すため、企業は利益を追求するだけでなく、組織活動が社会へ与える影響に責任をもち、あらゆるステークホルダー（利害関係者：消費者、投資家等、及び社会全体）からの要求に対して適切な意思決定をすることを指す。

ヘルスプロモーションとCSRの活動の比較（海野氏による"CSRの取り組み項目"を参考に筆者が作成）

HPの5つの活動（オタワ憲章）	CSRの5つの基本分野（日本）	ISO26000の7分野　"人権"は複数分野に共通
①健康的な公共政策づくり	①ガバナンス（企業統治）	①組織統治
②健康を支援する環境づくり	②環境	②環境
③個人技術の開発	③職場	③労働慣行・人権
④地域活動の強化	④地域社会	④コミュニティ参画および開発・人権
⑤ヘルスサービスの方向転換	⑤マーケット	⑤消費者課題・公正な事業慣行・人権

鈴木美奈子・島内憲夫（2011）

（3）職場のヘルスプロモーション

1）職場の健康づくり企画・施策づくり

2）労働者の健康を支援する職場環境づくり

3）労働者一人ひとりの自主的な健康習慣づくり

4）労働者の健康づくりを目的とした職場内外の仲間づくり

5）職場のヘルスサービスの方向転換

6. ハッピネスマネジメントの視点

＊健康のリスクマネジメント

　労働者の健康に影響を及ぼす、さまざまなリスク（環境、災害、病気）を明らかにして問題を事前に防ぎ、発生した場合は改善していく展開

＊健康のハッピネスマネジメント

　労働者がより幸せでいきいきと働くことが出来るようにする、積極（主体）的な健康づくり

○人間関係づくり（ソーシャル・サポートの充実）
○ミーティングの活性化（理想を語れる職場）
○個人の能力の発見、開発
○認め合うことのできる場づくり（良い所探し）
○失敗を責める→失敗から学ぶ
○やる気向上プログラム（報酬システム）

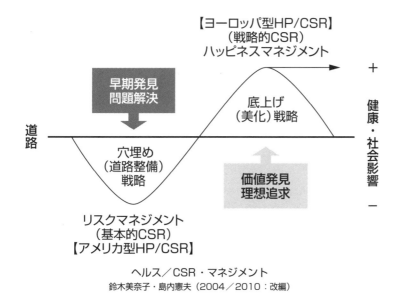

ヘルス／CSR・マネジメント
鈴木美奈子・島内憲夫（2004／2010：改編）

★今日の一言★

"遊び"は労働の模倣である

遊び心から"発想"や"創造"が生まれてくる

遊びは"健康"を創り、労働もまた"健康"を創るものである

課題●
　あなたが理想とする「健康な職場づくり」について私見を踏まえて述べてください。

回答

13章 健康な病院づくり

1．はじめに

- ●病気だったらどこへ行く
- ●健康だったらどこへ行く

2．病院のヘルスプロモーション

＊Helth Promoting Hospital：HPH

患者の健康だけでなく、医療スタッフや地域住民に対しても健康づくり活動を行い、また積極的に組織形態を、『健康的な組織』に変革しようとし続ける病院のこと

（1）健康な病院づくり施策

＊効率性重視（米国同様）：患者の関係 ⇒ 患者の数

＊患者の不満 ⇒ 信頼関係の希薄
＊医療従事者の不満 ⇒ 人間性の欠如？

（2）病院を取り巻く地域との連携：地域活動の強化

＊千鳥橋病院の実践
　○マンションの空室利用

　○住人との連携による孤独死防止活動

（3）健康な病院づくりを支える環境づくり

＊ハード面（衛生・機能＋自然環境・デザイン）
　○開かれた病院（医療福祉施設）づくり
　　・図書館・コンサートなど、近隣の住民も参加

　○生活感ある病院（医療福祉施設）づくり
　　・病院食・食器などを"家庭"に近づける ⇒ 地元の産物、陶器等の使用
　　・アニマル・アロマ・ガーデニング療法などの導入 ⇒ 患者の"健康づくり"

＊ソフト面（症状の緩和・投薬＋笑い・友情・愛情）
『パッチ・アダムス』医療現場に笑いを（1998年映画化：ロビン・ウィリアムス主演）

＊パッチ・アダムス著（蝦名玲子訳）：心からのお見舞い、英潮社、2000.

　○世界の試み（医療現場に笑いを）
＊1985年：マイケル・クリステンセン（NYビッグ・アップル・サーカス）
　　　　　道化師による病院訪問を始める。
　　⇒病院訪問専門の道化師チームを形成「クラウン・ケア・ユニット」
　　⇒ヨーロッパ諸国へ広がる

＊1992年：クリニクラウン（臨床道化師）財団設立（オランダ）
　　　　　8割以上の病院を、クリニクラウンが訪問
　　⇒11万人からの寄付金により運営……約8億1,200万円

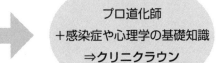

　　　　　　　　　　すべての医療従事者
　　　　　　　　　　には困難……

（4）患者一人ひとりの主体的な健康づくり
　＊治療法の選択

　＊患者として ⇒ 人間として・子どもとして

　＊患者の禁煙活動支援：患者の健康づくり

（5）病院のヘルスサービスの方向転換
　＊病院のヘルスプロモーション活動では、
　　　　　　　　　医療従事者が中心であることには変わりない
　　⇒医療従事者が率先して意識変革をしていくことの重要性

　＊患者の身体の状態・変化のみの診断
　　　⇒＋患者自身（人生・生活）の状況の配慮

＊チーム医療の重要性

＊医療従事者自信の健康
　　☆医療従事者が生き生きと輝いているという"効力"

　信頼関係の深まり　①患者・家族の感謝の気持ち
　　　　　　　　　　　　　　②医療従事者のやる気の向上
　　　　　　　　　　　　　　③医療サービスの向上
　　　　　　　　　　　　　　④病院の質的向上

＊WHO: The International Network of Health Promoting Hospital and Health Services（HPH）
オタワ憲章に基づき1988年に概念を確立し、1989年オーストリアのウイーンのRudolfstiftung病院で始まる。

＊日本のHPHネットワークは、2008年千鳥橋病院から始まる。
日本HPHネットワーク（Japan Network of Health Promoting Hospital and Health Services：J-HPH）が、2015年10月17日に結成される。
初代CEOに島内憲夫（順天堂大学国際教養学部　特任教授）就任

―――――――――――――――――――――――――――――
★今日の一言★
病院は病気を治す場所や死を待つ場所ではなく
人間愛と生を育む場所である！
―――――――――――――――――――――――――――――

課題●
　あなたが理想とする「健康な病院づくり」について私見を踏まえて述べてください。

回答

14章●死生観:生と死の教育

1．死とは
＊自分の考え：

◆生きること、死ぬこと、健康であること、病気であること
　☆死に向き合う2つの態度
　　①人間はいつか必ず死ぬ：人間は死を免れない存在（Mortal Being）

　　②思わぬときに死ぬ：自然災害、犯罪、事故などで自分の人生が打ち砕かれる。

■自分の意志でなしに生まれ、自分の意志に反して死ななければならない。

2．死へのプロセス
　　第一段階：
　　第二段階：
　　第三段階：
　　第四段階：
　　第五段階：
　　第六段階：

3．死の4つの側面
　　一人称の死
　　二人称の死
　　三人称の死
　　四人称の死

4．死ぬ場所
　家　あるいは　病院
　　ホスピス（Hospice）　Hospitium（ラテン語）ホスピチウム　Hospital病院
　　（末期患者に暖かい医療・看護を施す施設）　　hospitality親切なもてなし

5．死の宣告
（1）残された時間のすごし方
　Q．もし後半年の命しかなかったら残された時間をどのように過ごしますか？

（2）愛する人への"別れの手紙"
　Q．自分が死を目の前にした状況を想像し、大切な人へ手紙を書いてみましょう！

6．死の教育 Death Education
　　子供
　　小学生－中学生
　　高校生
　　大学生
　　中年期
　　老年期

7．愛と死
　＊愛する者が自分より先に、自分が愛するものより先に死ぬ可能性を自覚しておく必要がある。

　＊悲嘆　Grief Work
　◆残された人にとって死はなぜ悲しいのか？（人間は関係的存在である）
　　☆涙は世界遺産！

〈参考図書〉
1）エリザベス・キューブラ・ロス（川口正吉訳）：死ぬ瞬間、読売新聞社、1982．
2）アルフォンス・デーケン著：死とどう向かうか、ＮＨＫ出版、2001．

★今日の一言★

人間は死を免れない存在である（mortal being）

人間は生まれた瞬間に死を受け取る

課題

あなたの死生観について自由に論じてください。

回答

15章 ●人間と社会 ～生涯健康学習のすすめ～

1．人間
（1）社会的存在としての人間
　1）人間

> 　人間とは、誕生以来親子関係・兄弟関係の中で、友人・仲間・地域の人々などの中で、恋人や配偶者と共に人生を過ごしてきた社会的生活体（social organism）である。

　2）人間社会の構造

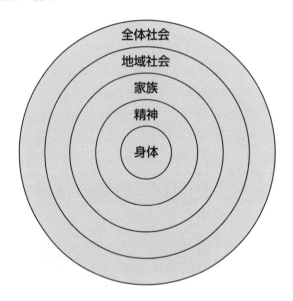

　＊個人は、行動の主体者であり、パーソナリティはその行動の特性を決定する有機的・心理的な組織である。社会は、二人以上の行動の交換であり、文化はその行動の一定の様式である。

　＊パーソナリティpersonalityは、精神的・身体的組織をもった個人内の力動的体制であって、環境に対する独自の適応を決定する。

　3）関係的存在としての人間
　個人の体験と行動は、つねに他者との関係において形成される。
　自分を他者と切り離すはできない。
　　　　　　"人は人間関係に於いてのみ人たりえる"（和辻哲郎）

4）日常的に意識する（できる）人間関係

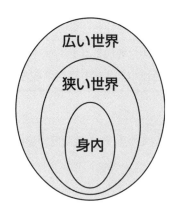

(2) 人間における孤独と連帯

1) 孤独 Loneliness

孤独は、人が自分自身に立ち戻り、自分自身のアイデンティティを確かめ、新しい人生へと歩むことを可能にしてくれる。

＊二つの孤独

【①孤独不安】
　　　Loneliness anxiety
　「つながり」としての社会性　例：母と子（集団同一性）

【②実存的孤独不安】
　　　Existential loneliness anxiety
　「かかわり」としての社会性
　　例：仲間・家族もいるのに何故か孤独（自己同一性）

この実存的孤独を感じ始めたとき若者は恋愛に向かう。異性との出会いを通して初めて自己の存在価値に気づき自己確立をすることができるからである。

2) 連帯　Solidarity

＊自分と他人との「つながり」「かかわり」を大切にしなければ、自分も他人も理解することはできない。

＊「絆」は、コミュニケーションの意味と、人生を生き抜く力を与えてくれる。

2. 生涯健康学習とは何か
(1) 定義

> 人々が自らの健康とその決定要因をコントロールし、改善することによって、人間としての完全なる自由と幸福を獲得する過程である。

(2) 対象
生まれてから死ぬまでの全ての人間 ⇒ 乳幼児、少年、青年、成人、老人

(3) 課題

	課題	愛の対象	学習モデル
乳幼児期	基本的生活習慣	親を愛する	両親、特に母親
少年期	遊び	友人を愛する	同姓の友人
青年期	恋愛	恋人を愛する	異性
成人期	労働	人間を愛する	他者：全ての人
老年期	生きることの意味	自己を愛する	自分自身

(4) 方法
個人学習、グループ学習、マスコミュニケーション学習
家族、学校、職場、地域社会、街（商店、スーパーマーケット、コンビニなど）などでの全ての健康学習に関わる諸体験の自己統合、**自己決定学習**

*島内憲夫編著：健康ライフワーク論～生涯健康学習のすすめ～、垣内出版、1993.

3. 心のケア～カウンセリング・マインド～
(1) カウンセリングの定義 counseling

> 1）カウンセリングとは、言語的および非言語的コミュニケーションを通して、行動の変容を試みる人間関係である。
> 　*人間関係＝役割関係＋感情交流
> 2）カウンセリングとは、人生で誰でもが出会う問題を解くのを助けたり、問題発生の予防を助けたり、人間として成長するのを助ける人間関係である。

(2) ピア・カウンセリング peer counseling
1）定義
ピア・カウンセリングとは、人間の成長と心の健康に関する知識と共にアクティブリスニング（積極的傾聴）と、問題解決スキルを用いることによってピア（仲間）の意識をもって行う相談活動である。

２）役割

　カウンセラーは、悩みを持っている人自身が自分の考えや気持ちを明らかにし、あらゆる解決策や選択肢を模索するのを支援することが役割である。

（３）カウンセラーに必要な能力

１）傾聴能力

２）コミュニケーション能力

３）問題解決スキル

（４）思春期の悩み（心の健康）

　いじめ　不登校　引きこもり　校内暴力　家庭内暴力　児童虐待
　摂食障害　万引き　薬物乱用　学級崩壊　援助交際　など

（５）自我のめざめ
＊自分と他者との相違に気づく。
＊自信と無力感との間を行き来する。
＊主観的感情的評価〈好き嫌い〉の次元であって、
　　　　　　　　　客観的理性的評価〈良い悪い〉の次元ではない。
＊自分がどう生きるかを見極める時期。

（６）夢追いの時期の子供たちへの質問

> 教師：自分の夢実現のために何か努力しているの？
> 子供：何もしていない自分に気づかされる！
> 教師：子供の夢に近い選択肢をたくさん提案してあげる！
> 子供：そして、その選択肢の中から自分で選ぶ！
> 子供：選ぶことができた自分に自信を持ち、夢追いを始めることができる！
> 教師：失敗してもいいじゃない！

＊夢はあなたの明日を創る！　Your dream will create your tomorrow!

（７）夢崩しの時期

　努力しても自分にできないことがあることに気づくこと。
　それが、「自分がダメな人間ではない！」ことに気づいてもらうことである。
　要するに、「自分がどう生きるかを見極める時期」ではないか。

（8）カウンセラーの力
カウンセラーは、親（家族）、教師（学校）、地域の支援・協力があってこそ本来の力を発揮できる。

（9）親の特別扱いと教師の平等性
どのようにして子供は悩みを克服し自らの存在に意味・価値を見いだすのか？

　　　　親の特別扱い　　　　　　教師の平等性

かけがえのない人の心からの支援⇒子供は自らの存在に意味・価値を見いだす

4．恋愛
（1）恋愛
「あなたは恋愛をすると何をしたくなりますか？」
- ・みつめたくなる　　・電話をしたくなる
- ・メールをしたくなる　・会いたくなる
- ・いつも側にいたくなる　・手を握りたくなる
- ・キスをしたくなる　・セックスをしたくなる

（2）スキンシップ
＊男性と女性を結びつける深き絆。
＊恋愛の偉力には限りがなく、至福の境地へと駆り立てる。
＊さわりたくなる衝動を抑えきれないこと。それは理にかなったことである。
＊皮膚は頭脳以上に多くを了解する。

☆パワー・オブ・タッチ The Power of Touch〈Phyliss K.Davis PhD
（三砂ちづる訳）、MCメディカ出版、2003.〉

（3）恋愛の定義
1）定義

> 恋愛とは特定の相手と心理的、身体的コミュニケーションをとりたい欲求＝身体的興奮を伴う感情現象である。　　　　　　（山田）

人間は異性と出会い愛し合うことの中に、
自分にはない"人間の価値"を認めようとする。
恋愛をすると"生きていること"に意味がでてくる。……生きている実感

5. 愛（LOVE）
（1）愛の形
　①ピリア（philia）：友情としての愛
　②エロス（eros）：性的合一への欲求としての愛
　　普通は恋愛・性愛の意味であるが、真善美に到達しようとする哲学的衝動をも意味する。
　③アガペー（agape）：万民への愛・神の愛

（今道友信：愛について、講談社、1972）

（2）愛の定義

> ＊愛するということは、単なる強い感情ではない。それはひとつの決意であり、判断であり、約束である。　　【エーリッヒ・フロム】
>
> ＊愛するとは、互いにかけがえのないものとして相手をいとおしむ心、相手の生命を、そのもっとも本来的な使命に向かって伸ばそうとする心である。
> 　　【神谷美恵子】
>
> ＊真の愛というものは、相手と一つの世界を共有したいと願いながら、なおかつ、相手が一人格であって、自分とは異なる存在であることを認め、したがってその独自の世界を尊重するものでなくてはならないと気づくことである。　　【渡辺和子】
>
> ＊人々は「愛」の力を必要としている。なぜなら、人々にとって「他の人から愛されたり、他の人を愛することは、他の何者にも優るとも劣らないほど、生命力の一要素である」からである。　　【ソローキン、P.A.】

（3）愛の力
　「寂しさ」や「ストレス」を癒す力（あらゆる不幸な出来事によって生じる）
　　⇒ 最大のエネルギー

> ＊人間の生命と成長に積極的に関係
> ＊人間生活の最も基本的な土台を支えている

真の愛

■愛をたとえてみよう（もの・こと）！

（4）愛の奇跡（必要性）

＊人は「愛」を知り強くなれる。

＊かけがえのない"愛する人"に疑いのない絶対的な価値を置くことが、たった一度しかない自らの人生を手ごたえのあるものにし、自らの生命に輝きを持たせる。

＊人は互いに愛し始めた時からお互いを"自らの鏡"とし、育てる育てられる関係になる。

（5）健康社会学的"愛の定義"

愛するとは、愛する人と共に「今」を生きていることの喜びを共感し、未来を生きる力を生み出す主体的な行為である。

愛は、われわれに共に「いる・ある」ことの価値とマナーを自覚させてくれる。

(島内憲夫)

＊あなたに出逢わなければ、本当の私に出逢えなかったかもしれない。

(島内憲夫・鈴木美奈子)

★今日の一言★

人間は生理的早産であるがゆえに、
独り立ちするまでの間
人々、特に親の愛を必要としている。

課題

「愛とは何か？」私見を踏まえて、自由に論じてください。

回答

初版●はしがき

　健康社会学は、私が1986年にデンマークの"コペンハーゲン大学医学部社会医学研究所"に留学中、世界の大きな潮流を直感し代表を務めていた「保健社会学研究会」を「健康社会学研究会」に名称変更した時に誕生した。奇しくも、世界社会学者会議が「医療社会学」を「健康社会学」に名称変更をした時であった。ヘルスプロモーションに出逢う前にすでに保健社会学を展開していたのだ。

　私は高知学芸高等学校の3年生（17歳）のときに、順天堂大学体育学部で保健社会学の講義していた恩師の澤口進先生に始めて出会った。その時が保健社会学との出会いの始まりであった。健康社会学の基本にはこの保健社会学が存在する。しかしながら、澤口先生の教えや考え方は、身体中心で病気発見、予防といった狭い意味の保健社会学ではなかった。そこには人の生命力、人生と生活、地域の力と様々なものが含まれていたのだ。その後、時を経て、留学時にこれからは"保健社会学"ではなく、"健康社会学"だと確信した私は、帰国した1987年に自ら健康社会学研究会を立ち上げ、この学問を確立することができた。当時、錚々たる日本の大家達に講師という立場ながら、「世界は医療、保健を超えて健康をつくることができるという発想にシフトしてきている。これからは『健康社会学』が大切だ。」と訴えたが、なかなか受け入れられるものではなかった。そのような中、共感してくれた仲間達と共に創り上げてきたものが今ここにある学問である。そんな仲間達も今や日本のいたるところで健康社会学的な活動を発揮できる立場となっており、専門家同士のみならず市民も巻き込み幅の広いネットワーク活動を展開している。

　そもそも、私が特に健康社会学に興味がわいたのは"人"に興味があったからであろう。人間の関係力を集団に生かす。心的交流を生かしていこうというのが健康社会学のテーマである。と同時に、これはヘルスプロモーションともつながりが深い。なぜならば、私が出会ったヨーロッパ主流のヘルスプロモーションは定義を始めてつくられたイローナ・キックブッシュ博士もまた、社会学、教育学、政治学を修められた方であり、まさに、医学や自然科学的な視点から生まれたものではないからである。結果的に私の考えていた健康社会学とヘルスプロモーションはとても類似しているものであった。共通点は以下に示したとおりである。

【第1段階】　健康社会学は社会学的な理論、そしてそれのみならずあらゆる理論を社会（人びとの健康）に活かしていこうというものである。

【第2段階】　健康の社会化を制度につなげていく。中でも、プロセスを理解しながら進めることで、制度につなげることが大切。もちろん、制度をつくれば良いというものではない。

【第3段階】　健康的実践活動における主体性の確立をヘルスプロモーションの定義に出会った時に感じた。個人と環境との働きかけをヘルスプロモーションも謳っていた。

　皆様にこの点をご理解していただいた上で、"健康社会学の窓"を開いていってほしいと願っている。内容は、序章から15章まで16章に分かれている。このノートでの学習を通して、健康社会学的なものの見方・考え方を身に付けていただければ望外の幸せである。

平成20年4月7日
順天堂大学健康社会学研究室　　島内憲夫

初版●あとがき

　健康社会学講義を通じて得ること、感じること、それは個々に異なるものであり、それが主体性をもつ人間として当然のことかもしれない。"健康とは""幸福とは"という感じ方が人それぞれであるように……。だからこそ我々は常に専門化の視点から健康を探求するのではなく、生活者の視点を大切にし、日々学問の追及を目指している。

　また、グローバル社会といわれる現代において、学問（専門分野）、生活の場、そして民族や国家間における分野間協力は必要不可欠である。これらを繋げる架け橋は一体何であるのかという一つの疑問にぶつかった時、明らかであるのは制度や資金の前に"人"の存在（ヒューマン・キャピタル）である。だからこそ今私たちに求められていることは、多くの知識・技術を持つ人々が共感・共有しあうことが出来る"心"を育てるプログラム（視野を広げる・認め合う）なのではないだろうか。

　現在、我々が係わり支援しているブラジルの"東北ブラジル健康なまちづくりプロジェクト"では健康社会学視点を用いた活動が展開されるとともに、今年の7月にペルナンブコ連邦大学では医学部の卒業生を中心に健康社会学の卒後研修プログラムが企画されている。この学問は日本で生まれたものに変わりないが、国境や民族に関係なく、新たな活動・エネルギーを生み出す原動力となるものである事を確信している。

　最後に門下生でもある私から皆様へ伝えたいこと。それはこの学問が順天堂大学の一つの研究室から生まれ、そして当時から揺るぎない島内教授の純粋かつ、熱い信念と確固たる使命感のもと、日本、そして世界に向けて発信されているという事実である。健康社会学は日本独自とも言える地域に根ざした保健活動に注目した"保健社会学"をベースにし、偉大なる先輩方の想いを継承するとともに、"健康"という視点からまた新しい理論と実践方法を構築してきた。

　私も8年前に（当時は高村）この学問に出逢い、気がつけば、多くの事を学び探求しながら、発信していく立場となっている。だからこそ私の恩師がそうであるように、様々な先輩方の学問にかける想いを忘れる事なく、現代社会や自分自身の視点も大切にしながら歩んでいきたいと感じている。

　より多くの人々とともに、この学問ならではの視点や活動を共有できるその瞬間を心待ちにしながら、今日も"健康社会学の窓"を開いている。

平成20年4月7日
順天堂大学健康社会学研究室　　鈴木美奈子

　健康社会学講義ノートは、順天堂大学健康社会学研究室で講義資料として作成してきましたが、これまでに多くのご要望をいただき、学外の若手研究者のためにも一般へ向けても広く頒布できるよう垣内出版より新たに出版の運びとなりました。ノートのこれまでの変遷は以下の通りです。

2008年4月7日　　初　版 第1刷発行（順天堂大学健康社会学研究室）
2010年1月8日　　第2版 第1刷発行（順天堂大学健康社会学研究室）
2012年2月3日　　第3版 第1刷発行（順天堂大学健康社会学研究室）
2014年4月1日　　第4版 第1刷発行（順天堂大学健康社会学研究室）
2016年4月1日　　第5版 第1刷発行（順天堂大学健康社会学研究室）

"共振・そして社会への拡がり"

心豊かな健康観は、個人だけでなく、
地球上の命あるものすべてを幸福へと導いていきます。

裏表紙のマークは"健康社会学"のシンボル・マークです。
共振する心、お互いを見つめ合い協力し合う精神、
社会へと拡充する運動をハートの重なりと、
外へと広がっていく円で表現しました。
自然との共生のもと、人類の健康・幸福は育まれていくというイメージを
落ち着いた色調のグリーンで表現しました。

協力：プランニング・ラボ
プランニング＆ディレクション：村井良子
マーク・デザイン：白井晴美

1995年7月

●著者紹介

島内憲夫（しまのうち・のりお）
博士（医学）
順天堂大学国際教養学部　副学部長・特任教授・名誉教授
順天堂大学国際教養学部グローバル・ヘルスプロモーション・リサーチセンター　所長
WHO日本HPH（Health Promoting Hospital）ネットワーク　CEO（代表）
日本ヘルスプロモーション学会　会長

鈴木美奈子（すずき・みなこ）
博士（スポーツ健康科学）
順天堂大学スポーツ健康科学部　助教
順天堂大学国際教養学部グローバル・ヘルスプロモーション・リサーチセンター
コーディネーター
日本ヘルスプロモーション学会　常任理事

健康社会学講義ノート

2018年4月2日　初版第一刷発行
2021年4月26日　初版第二刷発行

著　者　島内憲夫・鈴木美奈子
発行人　峯　達朗
発行所　垣内出版
　　　　〒158-0098
　　　　東京都世田谷区上用賀6-16-17
　　　　TEL 03-3428-7623　FAX 03-3428-7625
印刷・製本　中央精版印刷
装　丁　中野岳人

©Norio Shimanouchi, 2018, Printed in Japan
ISBN978-4-7734-0411-1　C1047